BEI GRIN MACHT SICH IHR WISSEN BEZAHLT

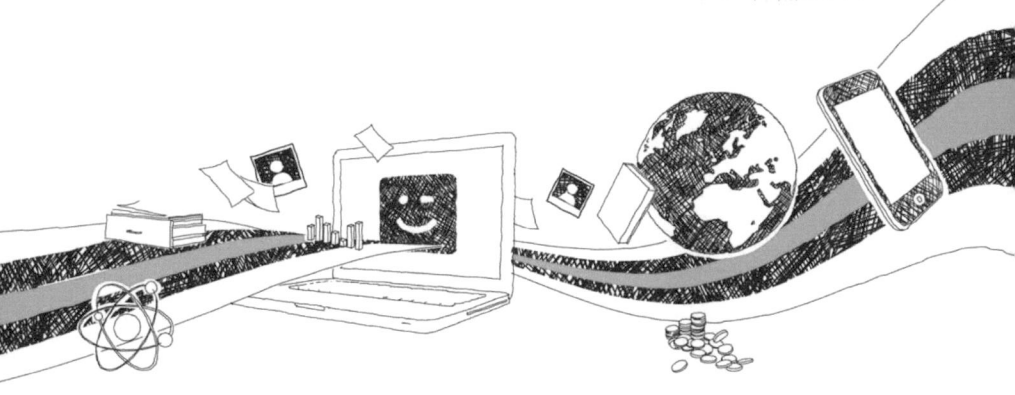

- Wir veröffentlichen Ihre Hausarbeit,
  Bachelor- und Masterarbeit

- Ihr eigenes eBook und Buch -
  weltweit in allen wichtigen Shops

- Verdienen Sie an jedem Verkauf

Jetzt bei www.GRIN.com hochladen und kostenlos publizieren

Moritz Wenninger

Bedarfsermittlung für die Entwicklung einer Interventionsmaßnahme am Beispiel des Diabetes mellitus Typ 2

GRIN Verlag

Bibliografische Information der Deutschen Nationalbibliothek:

Die Deutsche Bibliothek verzeichnet diese Publikation in der Deutschen National-
bibliografie; detaillierte bibliografische Daten sind im Internet über http://dnb.d-
nb.de/ abrufbar.

Impressum:

Copyright © 2013 GRIN Verlag GmbH
Druck und Bindung: Books on Demand GmbH, Norderstedt Germany
ISBN: 978-3-656-66100-9

Dieses Buch bei GRIN:

http://www.grin.com/de/e-book/273718/bedarfsermittlung-fuer-die-entwicklung-
einer-interventionsmassnahme-am

GRIN - Your knowledge has value

Der GRIN Verlag publiziert seit 1998 wissenschaftliche Arbeiten von Studenten, Hochschullehrern und anderen Akademikern als eBook und gedrucktes Buch. Die Verlagswebsite www.grin.com ist die ideale Plattform zur Veröffentlichung von Hausarbeiten, Abschlussarbeiten, wissenschaftlichen Aufsätzen, Dissertationen und Fachbüchern.

Besuchen Sie uns im Internet:

http://www.grin.com/

http://www.facebook.com/grincom

http://www.twitter.com/grin_com

Bedarfsermittlung für die Entwicklung einer Interventionsmaßnahme am Beispiel des Diabetes mellitus Typ 2

Skript - Moritz Wenninger

„Unser Problem ist, dass Diabetes das Ausmaß einer Epidemie erreicht hat. Über 20 Millionen Menschen sind in Europa betroffen, weltweit sind es über 150 Millionen. Mit einer Verdoppelung bis 2020 wird gerechnet."

Prof. Philippe Halban, Genf

Inhaltsverzeichnis

1 Definition und Klassifikation

„Diabetes mellitus ist ein Sammelbegriff für eine ätiologisch heterogene Gruppe von Krankheiten des Kohlenhydratstoffwechsels, deren gemeinsames Charakteristikum der chronisch erhöhte Blutzucker (Hyperglykämie) ist" (Greten, Rinninger & Greten, 2010, S. 602). „Eine Hyperglykämie ist durch einen Mangel an Insulin, eine gestörte Wirkung von Insulin oder durch eine Kombination von beidem bedingt" (Gerok, 2007, S. 980).

Diabetes mellitus lässt sich in vier Kategorien klassifizieren (Wehling, 2011, S. 268):

–   Typ 1 Diabetes: verursacht durch immunologisch oder auch idiopathisch bedingte Zerstörung der Insulin produzierenden B-Zellen

–   Typ 2 Diabetes: bei dem überwiegend eine Insulinresistenz und/oder ein relativer Insulinmangel vorliegt

–   Gestationsdiabetes

–   andere spezifische Typen

Charakteristische Unterschiede zwischen Typ1- und Typ2-Diabetes

	Typ-1-Diabetes	Typ-2-Diabetes
Beginn	-zumeist im Kindes- und Jugendalter	-zumeist nach dem 40 Lebensjahr
Körpergewicht	-zumeist Ideal- bis Normalgewicht	-zumeist Übergewicht (Typ-2b) selten Unter- oder Normalgewicht (Typ-2a)
Kohlenhydratstoffwechsel	-instabil -Neigung zur Ketose -nicht selten Ketoazidose bei Manifestation	-stabil -Ketoazidose bei Manifestation sehr selten
Pathogenese	-Autoimmunerkrankung -relativ rasches Fortschreiten zum Insulin-Mangel	-Insulin-Resistenz -Insulin-Sekretionsstörung -relativer Insulin-Mangel -assoziiert mit Hypertonie, Dyslipoproteinämie, Adipositas -Makroangiopathie und diabetesspezifische Komplikationen häufig
Therapie	-immer Insulin	-kann insulinpflichtig werden

Abb. 1: Unterschiede zwischen Typ 1 und Typ 2 Diabetes (Nieber, 2003, S. 6)

2 Ursachen und Risikofaktoren des Diabetes mellitus Typ 2

Neben genetischer Prädisposition gehören Übergewicht, mangelnde körperliche Aktivität, falsche Ernährung und ein höheres Lebensalter zu den Risikofaktoren die Diabetes mellitus Typ 2 begünstigen. Die Stammfettsucht, also Bauchfett (viszerales Fett), gilt dabei als unabhängiger Risikofaktor für die Manifestation eines Typ 2 Diabetes. (Kretz & Teufel, 2006, S. 242).

Letztlich kann es passieren, dass durch bestehende Risikofaktoren nicht mehr ausreichend Insulin im Körper zur Verfügung steht, wenn z. B. Die Insulin produzierenden B-Zellen in der Bauchspeicheldrüse geschädigt sind (→ Typ 1 Diabetes). Es kann jedoch auch genügend Insulin vorhanden sein, dieses aber seine einzelnen Funktionen nicht mehr ordentlich wahrnehmen (Insulinresistenz → Typ 2 Diabetes) (Sachse, 1998, S. 20).

3 Prävalenz und Inzidenz des Diabetes mellitus Typ 2 in Deutschland

„Diabetes ist auf dem besten Wege, Volkskrankheit Nummer 1 in Deutschland zu werden: Aktuell sind etwa 6 Millionen Menschen an Diabetes erkrankt. 90 Prozent leiden an einem Typ-2-Diabetes (Danne, 2013, S. 6). Schätzungen zufolge liegt die Dunkelziffer wahrscheinlich viel höher, so legt eine Untersuchung in der Region Augsburg im Jahr 2000 nahe, dass auf jede Person mit bekanntem Diabetes wohl eine Person mit nicht diagnostiziertem Diabetes kommt, zumal die Krankheit zu Beginn meist symptomfrei verläuft und erst mit jahrelanger Verzögerung erkannt wird.

Mittels oraler Glukosetoleranztestung konnte eine auf die deutsche Bevölkerung standardisierte Inzidenzrate bei den 55- bis 74-jährigen Männern von 20,2 pro 1000 Personenjahre und bei den gleichaltrigen Frauen 11,3 pro 1000 Personenjahre ermittelt werden. Dies entspricht in etwa 270 000 Neuerkrankungen pro Jahr in der älteren deutschen Bevölkerung (Hauner, 2013, S. 11ff.).

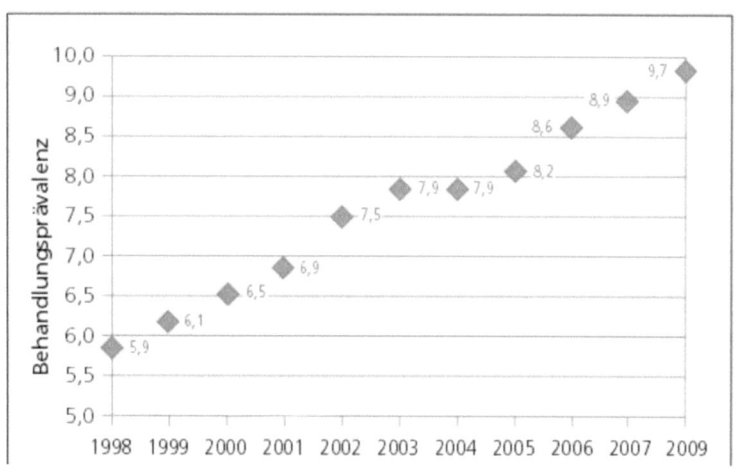

Abb. 2: Entwicklung der Diabetes Prävalenz in Deutschland (Köster & Schubert, 2010, S. 1013)

„Die Abbildung 1 zeigt, dass die Behandlungsprävalenz des Diabetes mellitus nach Standardisierung für die Bevölkerung Deutschlands im Jahr 1998 bei 5,9 Prozent lag und seitdem kontinuierlich auf 9,7 Prozent im Jahr 2009 angestiegen ist. Dieser Zuwachs ist vor allem auf eine Zunahme des Typ-2-Diabetes zurückzuführen; verantwortlich dafür ist wiederum: Übergewicht/Adipositas steigen an und treten früher auf – der bei weitem wichtigste Risikofaktor! Auch eine bessere Behandlung der Erkrankung und ihrer Komplikationen und die allgemeine Verlängerung der Lebenserwartung in der Bevölkerung dürften zu diesem Anstieg beitragen, ebenso wie eine frühere Diagnosestellung" (Hauner, 2013, S. 11).

Anzumerken ist, dass verfügbare Daten kritisch betrachtet werden sollten, da unterschiedliche Diagnosekriterien und Erfassungsmethoden zu verschiedenen Ergebnissen führen können.

4 Begleit- und Folgeerkrankungen

Der diabetische Patient weist gegenüber der Normalbevölkerung ein mindestens zehn fach erhöhtes Risiko für kardiovaskuläre Erkrankungen auf. So haben bis zu 60 % der erwachsenen Diabetiker eine koronare Herzerkrankung und 30-60 %

weisen einen arteriellen Hypertonus auf. Darüber hinaus ist er Risiken wie Blut-
zuckerentgleisungen und Störungen des Wasser-, Säure-/Basen- und Elektrolyt-
haushalts ausgesetzt. Außerdem bestehen gesteigerte Infektanfälligkeit und erhöhte Inzidenz von Wundheilungsstörungen. Weitere Schäden können die diabetische Nierenschädigung, diabetesbedingte Augen- und Nervenschädigungen und
der diabetische Fuß sein (Kretz & Teufel, 2006, S. 245).

5 Mortalität des Diabetes mellitus Typ 2

„Menschen mit Diabetes leiden und sterben meist nicht am erhöhten Blutzucker,
sondern an den Folgeerkrankungen. Durch diese verkürzt sich das Leben jüngerer
Typ-2-Diabetes-Patienten im Schnitt um ca. 8 Jahre: So treten Herzinfarkte drei-
mal und Amputationen an den Beinen 8- bis 18-mal häufiger auf. An Diabetes er-
krankte Patienten führen die Statistiken für schwere Augenerkrankungen und
Dialysebehandlung an" (Kaltheuner, 2013, S. 166).

6 Krankheitskosten des Diabetes mellitus

Die Auswertung der Uniklinik Köln zeigt die Herausforderungen der wachsenden
Zahl von Diabetespatienten an das deutsche Gesundheitssystem: Auch wenn die
Kosten pro Diabetiker über Jahre weitestgehend konstant blieben, stieg die Zahl
der behandelten Diabetiker innerhalb von zehn Jahren um 49 % auf 7,95 Millionen. Diese Trends ermittelt die Langzeit-Studie KoDiM (Kosten des Diabetes
mellitus). In der KoDiM Studie werden die Erkrankungshäufigkeit und Kosten
des Diabetes in Deutschland untersucht. Grundlage bilden die 30.000 pseudony-
misierten Patientendaten der Allgemeinen Ortskrankenkasse Hessen und der Kas-
senärztliche Vereinigung Hessen, aus denen die PMV Forschungsgruppe an der
Uniklinik Köln die Zahlen für Gesamtdeutschland hochrechnet.

Wurden im Jahr 2000 noch 5,36 Millionen Menschen wegen ihres Diabetes behandelt, so stieg deren Anzahl um 49 % auf 7,95 Millionen im Jahr 2009 an. Der
Anstieg fiel bei Männern (plus 57 %) stärker aus als bei Frauen (plus 40 %). Die
höchsten Steigerungsraten verzeichnete die Altersgruppe ab 60 Jahren. Nach den

PMV-Berechnungen ist die Alterung der Bevölkerung zu 18 Prozent für die Zunahme der Erkrankungszahlen verantwortlich.

Ein durchschnittlicher Diabetiker verursacht im Vergleich zu einem Nicht-Diabetiker die 1,8-fachen Kosten. Dieser Wert blieb über den gesamten Zeitraum unverändert. Bereinigt um Inflation und demographische Effekte schwankten die Kosten im 10-Jahres-Zeitraum zwischen 2.600 und 2.900 Euro.

Auch wenn die Pro Kopf-Kosten für die Diabetesbehandlung über die letzten Jahre weitestgehend stabil geblieben sind, stellt die Zuckerkrankheit auf Grund der wachsenden Anzahl an Diabetikern das deutsche Gesundheitssystem vor große Herausforderungen. Immer mehr Diabetiker müssen als chronisch Kranke über lange Zeit behandelt werden, was erhebliche finanzielle Ressourcen verschlingt (Köster, Huppertz & Schubert, 2012, S. 1013-1016).

7 Merkmale der Risikopopulation hinsichtlich Diabetes mellitus Typ 2

Folgende Merkmale kennzeichnen meist Personen, mit erhöhtem Potential, an Diabetes mellitus Typ 2 zu erkranken:

Tab. 1: Merkmale der Risikopopulation hinsichtlich Diabetes mellitus Typ 2 (Nieber, 2003, S. 13)

Fettsucht	
Ernährung	Überernährung Mangelernährung
Alter	Zunahme Diabetes Morbidität Abnahme Glukose Toleranz
Lebensweise	Stress Infektionen Operationen Bewegungsmangel
Alkohol	Pankreatitis Leberzirrhose Fettleibigkeit
Medikamente	Corticosteroide Ovulationshemmer
Schwangerschaft	
Endokrine Erkrankungen	

8 Wirksamkeitsbeleg von lebensstilbezogenen Interventionsmaßnahmen zur Prävention des Diabetes mellitus Typ 2

Nachfolgend Erkenntnisse zur Prävention des Diabetes mellitus mittels lebensstilbezogener Interventionen, denn die eigene Lebensweise (Aktivität und Ernährung) positiv zu beeinflussen scheint vielversprechend zu sein.

„Sowohl durch aerobes Ausdauertraining als auch durch kraftorientiertes Ausdauertraining werden pathophysiologisch bedeutsame Mechanismen der peripheren Insulinresistenz in der Muskelzelle positiv beeinflusst. Die American Diabetes Association hat unlängst auf der Basis kontrollierter Studien bzw. der hieraus generierten Metaanalyse den Evidenzgrad A für die Beeinflussung der glykämischen Stoffwechsellage durch körperliches Training ausgesprochen" (König, Deibert, Dickhuth & Berg, 2006, S. 246).

So konnten Teilnehmer eine Studie, die die Durchführung eines Bewegungsspiels an einer Spielekonsole zum Gegenstand hatte, ihre Blutglukosewerte und das Körpergewicht reduzieren. Hierdurch wurde die subjektive mentale Gesundheit und das eigene Wohlbefinden samt Lebensqualität als signifikant besser eingestuft (Kempf, 2014, S. 17).

„Durch die Beanspruchung von Muskulatur werden die Körperzellen für Insulin empfindlicher. Somit kann die Zelle mit der gleichen Menge an Insulin mehr Glukose aus dem Blut aufnehmen. Dadurch wird der Blutzuckerspiegel verringert sowie die Insulinresistenz der Körperzellen durchbrochen. Die Bauchspeicheldrüse, welche das Insulin produziert wird demzufolge entlastet. Zudem verbessert Bewegung die allgemeine Leistungsfähigkeit, steigert das Wohlbefinden und erleichtert das Abnehmen" (DKV, 2014).

Als Empfehlung lassen sich mindestens 150 Minuten körperliche Aktivität pro Woche ableiten.

Auch im Hinblick auf Ernährung ist zu sagen, dass Studien, welche den Untersuchungsgegenstand haben, die Auswirkungen von erhöhter Ballaststoffzufuhr im Hinblick auf das Diabetes Risiko zu untersuchen, Erfolge verzeichnet werden konnten. So konnten de Munter et al. (2007) ein geringeres Diabetes Risiko feststellen, wenn die Zufuhr von Ballaststoffen aus Getreideprodukten um 2 Portionen je Tag erhöht wird. Ballaststoffe sättigen schneller, da sie länger im Magen verbleiben und kaum Kalorien enthalten, da sie nicht verdaut werden können.

Zusammenfassend lassen sich folgende Empfehlungen aussprechen:

Motivation	Awareness für Gesundheitsrisiken schaffen
	Abbau von Ängsten und belastenden Vorstellungen
	Individuelle Motivation zur Veränderung des Lebensstils erarbeiten
	Individuelle, realistische Zielbestimmung
Intervention zur Lebensstil-Änderung	Erlernen von Selbstbeobachtungstechniken (z.B. des Ernährungs- oder Bewegungsverhaltens)
	Problem- und Verhaltensanalyse des bisherigen Lebensstils
	Integration der neuen Verhaltensweisen im Alltag
	Selbstbewertung der erreichten Lebensstil-Änderung
Gewichtsreduktion um 5-7%	Lebensmittel mit hohem Anteil an Zucker, gesättigten Fettsäuren und Alkohol vermeiden
	Körperliche Aktivität erhöhen
Körperliche Aktivität > 150 Minuten / Woche	Körperliche Aktivität in den Alltag integrieren: z.B. zu Fuß zur Arbeit, mit dem Fahrrad zum Einkaufen
	Freizeitsportarten mittlerer Intensität: z.B. Nordic Walking, Aerobic, Schwimmen
	Kraft-Training (z.B. Zirkeltraining) unter Anleitung
Ernährungsmodifikation Gesamtfettanteil < 30% Gesättigte FS < 10% Ballaststoffe > 15 g / 1000 kcal	Fettanteil der Nahrung insgesamt reduzieren: z.B. pflanzliche Margarine in Maßen, regelmäßiger Verzehr von Fischgerichten
	Weniger gesättigte Fettsäuren (FS): fettarme Milchprodukte, Käse- und Fleischsorten, fettarme Zubereitung
	Mehr faserhaltige Ballaststoffe: Vollkorn- statt Weißmehlprodukte, täglicher Verzehr von Obst und Gemüse

Abb. 3: Zielsetzung und Maßnahmen zur Diabetes Typ 2 Prävention (NAFDM, 2014)

9 Beurteilung des Präventionspotentials des Diabetes mellitus Typ 2

Aufgrund der doch recht einfach umzusetzenden Empfehlungen ist das Potential als riesig einzustufen. Wöchentlich 2,5 Stunden Aktivität und eine halbwegs bewusste Ernährung konnten evidenzbasiert enorme Erfolge erzielen. In Anbetracht der gewaltigen Kosten, die Diabetes mellitus verursacht, sollten dringend Zugangswege gefunden werden, Risikopopulationen für die Empfehlungen zu motivieren, da neben der präventiven Wirkung eben auch das subjektive Wohlbefinden zunimmt und Übergewicht vorgebeugt werden kann.

10 Beispielhaftes Interventionskonzept

Als Beispiel wird die Diabetes Prevention Study (DPS) aus Finnland im Jahre 2003 angeführt, wobei es darum ging, eine Lebensstil Intervention durchzuführen und die Folgen dieser innerhalb eines dreijährigen Zeitraumes in Bezug auf körperliche Fitness und Ernährung auszuwerten (Lindström, Louheranta, Mannelin, Rastas, Salminen, Eriksson, Uusitupa & Tuomiletho, 2003, S. 3230-3236).

In dieser randomisierten Studie mit 522 Patienten, die Übergewicht bzw. Adipositas haben, betrug der BMI durchschnittlich 31. Zusätzliches Eingangskriterium der Teilnehmer war Glukoseintoleranz. Innerhalb der Interventionsgruppe wurde ein individuell abgestimmtes Programm zur Lebensstil Veränderung durchgeführt. Die Studiendauer betrug 3,2 Jahre. Die angestrebten Interventionsziele, die bei jedem Teilnehmer erreicht werden sollten, sind in folgender Tabelle aufgeführt:

Tab. 2: Interventionsziele der Finnischen Diabetes Prevention Study (Kolenda, 2007, S. 63)

Ziele	Ausmaß
Verringerung des Körpergewichts	Um mindestens 5 %
Verminderung des Fettgehalts der Nahrung	Auf maximal 30 % Nahrungsanteil
Verringerung des Anteils gesättigter Fettsäuren	Auf maximal 10 % Nahrungsanteil
Zunahme der Ballaststoffaufnahme	Auf 15 g pro 1000 kcal
Steigerung der körperlichen Aktivität	Auf mindestens 30 Min pro Tag

Die Studie basiert folglich auf Ansätzen mehrerer Ebenen, wie Bewegung, Ernährung und Wissensvermittlung. Die Ziele in obiger Tabelle spiegeln dies wieder, indem die Ernährung bewusster erfolgen soll, vermehrt körperliche Aktivität in den Alltag integriert wird und so das Körpergewicht reduziert wird.

Die Ergebnisse der Studie waren erstaunlich, so konnte nach den 3,2 Jahren in der Interventionsgruppe eine relative Risikoreduktion von 58 % festgestellt werden, was bedeutet, dass die Diabetesinzidenz in der Interventionsgruppe mehr als halbiert war. Ebenfalls lag die absolute Risikoreduktion mit 12 % in einem Bereich, der als sehr effektiv angesehen wird. Besonders hervorzuheben ist, dass kein Patient, der mindestens vier der Interventionsziele erreicht hatte, einen Diabetes mellitus Typ 2 entwickelte (Kolenda, 2007, S. 63).

Aus dieser Studie ging der sogenannte Findrisk Fragebogen hervor, welcher das Risiko für die Erkrankung an Diabetes mellitus Typ 2 einschätzen soll, ohne dabei umfangreiche Laborwerte zu benötigen, sondern lediglich die Beantwortung von acht Fragen. Diese Fragen bzw. deren Antwortmöglichkeiten werden mit Punkten bewertet und anhand der Punktzahl am Ende das Risiko charakterisiert. Bei weniger als zehn Punkten besteht ein geringes Risiko an Diabetes mellitus innerhalb der nächsten zehn Jahre zu erkranken, es ist nur eine Information nötig. Bei 10 bis 20 Punkten ist das Risiko erhöht und es besteht Präventionsbedarf. Bei mehr als 20 Punkten besteht ein stark erhöhtes Risiko und eine weitere Abklärung zum Ausschluss eines bereits bestehenden Diabetes ist nötig (Kolenda, 2007, S. 64).

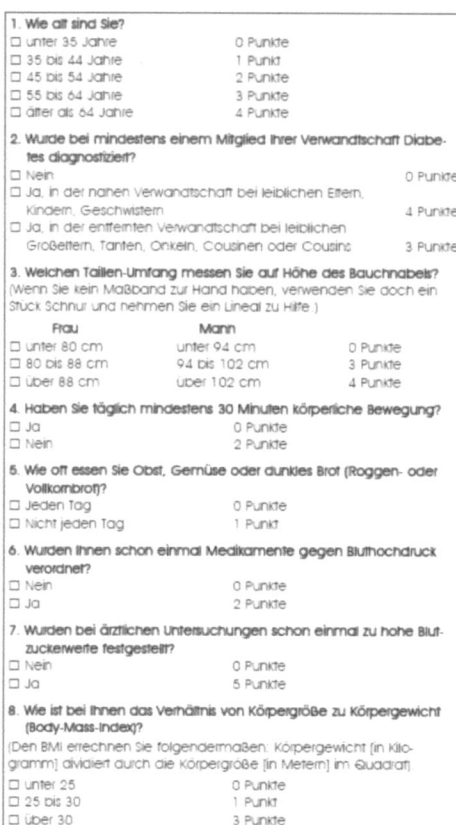

1. Wie alt sind Sie?
☐ unter 35 Jahre — 0 Punkte
☐ 35 bis 44 Jahre — 1 Punkt
☐ 45 bis 54 Jahre — 2 Punkte
☐ 55 bis 64 Jahre — 3 Punkte
☐ älter als 64 Jahre — 4 Punkte

2. Wurde bei mindestens einem Mitglied Ihrer Verwandtschaft Diabetes diagnostiziert?
☐ Nein — 0 Punkte
☐ Ja, in der nahen Verwandtschaft bei leiblichen Eltern, Kindern, Geschwistern — 4 Punkte
☐ Ja, in der entfernten Verwandtschaft bei leiblichen Großeltern, Tanten, Onkeln, Cousinen oder Cousins — 3 Punkte

3. Welchen Taillen-Umfang messen Sie auf Höhe des Bauchnabels? (Wenn Sie kein Maßband zur Hand haben, verwenden Sie doch ein Stück Schnur und nehmen Sie ein Lineal zu Hilfe.)

Frau	Mann	
☐ unter 80 cm	unter 94 cm	0 Punkte
☐ 80 bis 88 cm	94 bis 102 cm	3 Punkte
☐ über 88 cm	über 102 cm	4 Punkte

4. Haben Sie täglich mindestens 30 Minuten körperliche Bewegung?
☐ Ja — 0 Punkte
☐ Nein — 2 Punkte

5. Wie oft essen Sie Obst, Gemüse oder dunkles Brot (Roggen- oder Vollkornbrot)?
☐ Jeden Tag — 0 Punkte
☐ Nicht jeden Tag — 1 Punkt

6. Wurden Ihnen schon einmal Medikamente gegen Bluthochdruck verordnet?
☐ Nein — 0 Punkte
☐ Ja — 2 Punkte

7. Wurden bei ärztlichen Untersuchungen schon einmal zu hohe Blutzuckerwerte festgestellt?
☐ Nein — 0 Punkte
☐ Ja — 5 Punkte

8. Wie ist bei Ihnen das Verhältnis von Körpergröße zu Körpergewicht (Body-Mass-Index)?
(Den BMI errechnen Sie folgendermaßen: Körpergewicht [in Kilogramm] dividiert durch die Körpergröße [in Metern] im Quadrat)
☐ unter 25 — 0 Punkte
☐ 25 bis 30 — 1 Punkt
☐ über 30 — 3 Punkte

Tab. 3: Konzept zur Diabetesprävention (Kolenda, 2007, S. 65)

Schritt 1

Frühzeitige Risikoerfassung

Screenings (z.B. ← Findrisk)

Schritt 2

Zertifizierte Diabetes Prävention

Evaluation der Prävention

Schritt 3

Kontinuierliche Intervention

Aufrechterhalten der Lebensstil Veränderungen

Qualitätskontrolle / Überprüfung

Abb. 4: Findrisk Fragebogen (Kolenda, 2007, S. 64)

Tabelle drei gibt die Schritte eines Konzeptes zur erfolgreichen Diabetesprävention wieder. Eine solche Prävention kann, untermauert durch die Vielzahl bestehender Studien, enorme Kosten einsparen, wesentlich den Gesundheitszustand des Patienten verbessern und letztlich durch einfache Verhaltensänderungen wunderbare Effekte erzielen.

11 Literaturverzeichnis

Danne, T. (2013). Diabetes – Wende zum Positiven notwendig!. In Deutsche Diabetes-Hilfe (Hrsg.). *Deutscher Gesundheitsbericht Diabetes 2013.* Mainz: Kirchheim + Co GmbH.

De Munter, J. S., Hu, F. B., Spiegelman, D., et al. (2007). Whole grain, bran, and germ intake and risk of type 2 diabetes: a prospective cohort study and systematic review. PloS Med. 4, 261.

DKV (2014). *Warum ist Bewegung bei Diabetes mellitus wichtig?* Zugriff am: 21.04.2014. Verfügbar unter https://www.dkv.com/gesundheit_bewegungsprogramm-diabetes-mellitus_29_50_5119_8908.html

Gerok, W. (2007). *Die Innere Medizin: Referenzwerk für den Facharzt* (11. Aufl.). Stuttgart: Schattauer.

Greten, H., Rinninger, F. & Greten, T. (2010). *Innere Medizin* (13. Aufl.). Stuttgart: Georg Thieme.

Hauner, H. (2013). Diabetesepidemie und Dunkelziffer. In Deutsche Diabetes-Hilfe (Hrsg.). *Deutscher Gesundheitsbericht Diabetes 2013.* Mainz: Kirchheim + Co GmbH.

Kaltheuner, M. (2013). Diabetes in Deutschland – Folgeerkrankungen und Sterblichkeit. In Deutsche Diabetes-Hilfe (Hrsg.). *Deutscher Gesundheitsbericht Diabetes 2013.* Mainz: Kirchheim + Co GmbH.

Kempf, K. (2014). Interaktive Bewegung bei Typ-2-Diabetes – eine randomisiert-kontrollierte Studie. *Diabetes aktuell,* 12 (1), 14-18.

Kolender, K. D. (2007). Primärprävention des Diabetes mellitus Typ 2 in Risiko-Gruppen – eine wichtige Zukunftsaufgabe. *Schleswig-Holsteinisches Ärzteblatt,* 6, 61-65.

König, D., Deibert, P., Dickhuth, H. H. & Berg, A. (2006). Bewegungstherapie bei Diabetes mellitus Typ II – metabolische Grundlagen und evidenzbasierte Empfehlungen. *Deutsche Zeitschrift für Sportmedizin,* 57 (10), 242-247.

Köster, I., Huppertz, E. & Schubert, I. (2012). Fortschreibung der KoDiM-Studie: Kosten des Diabetes mellitus 2000 - 2009. *Deutsche Medizinische Wochenschrift,* 137, 1013-1016.

Kretz, F. J. & Teufel, F. (2006). *Anästhesie und Intensivmedizin.* Heidelberg: Springer.

Lindström, J., Louheranta, A., Mannelin, M., Rastas, M., Salminen, V., Eriksson, J., Uusitupa, M. & Tuomiletho J. (2003). The Finnish Diabetes Prevention Study (DPS). *Diabetes Care,* Volume 26, 12, 3230-3236.

NAFDM (2014). *Leitfaden Prävention Diabetes mellitus Typ 2.* Zugriff am 21.04.2014. Verfügbar unter: http://www.bvpraevention.de/bvpg/images/Downloads/NAFDMLeitfadenNEU.pdf

Nieder, K. (2003). *Typ 2-Diabetes: Die Erkrankung der Wohlstandsgesellschaft.* Leipzig: Institut für Pharmazie.

Sachse, G. (1998). *Diabetes: Ursachen und Therapien.* München: C. H. Beck.

Wehling, M. (2011). *Klinische Pharmakologie.* Stuttgart: Georg Thieme.

12 Abbildungs- und Tabellenverzeichnis

Abbildungsverzeichnis

Tabellenverzeichnis